Jus Buah Sayuran Herbal Alami Untuk Menghilangkan Penyakit Asam Lambung Kelas Berat (GERD) Versi Bilingual

by

Jannah Firdaus Mediapro

2022

Best Jus Buah Sayuran Herbal Alami Untuk Menghilangkan Penyakit Asam Lambung Kelas Berat (GERD) Versi Bilingual

Jannah Firdaus Mediapro

Jannah Firdaus Mediapro Publishing

2022

Best Jus Buah Sayuran Herbal Alami Untuk Menghilangkan Penyakit Asam Lambung Kelas Berat (GERD) Versi Bilingual

Prolog

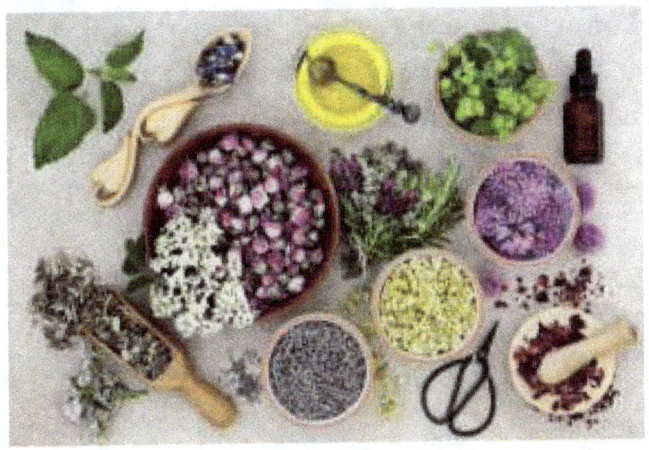

Jus Buah Sayuran Herbal Alami Untuk Menghilangkan Penyakit Asam Lambung Kelas Berat (GERD) Versi Bilingual Dalam Bahasa Indonesia Dan Bahasa Inggris.

Sebuah penyakit pencernaan yang mana asam lambung atau empedu mengiritasi lapisan dalam saluran makanan. Ini adalah penyakit kronis yang terjadi saat asam lambung atau empedu mengalir ke saluran makanan dan mengiritasi dinding dalamnya.

Refluks asam dan heartburn (asam lambung naik) lebih dari dua kali seminggu dapat mengindikasikan GERD. Gejalanya meliputi nyeri panas di dada yang biasanya terjadi setelah makan dan memburuk ketika berbaring. Bantuan dari perubahan gaya hidup dan obat yang tersedia bebas biasanya bersifat sementara.

Namun kita dapat menghilangkan penyakit asam lambung kronis secara bertahap, dengan mengkonsumsi berbagai jenis healing food dan jus herbal sayuran hijau dari alam yang bermanfaat untuk meningkatkan kesehatan lambung.

Best Jus Buah Sayuran Herbal Alami Untuk Menghilangkan Penyakit Asam Lambung Kelas Berat (GERD) Versi Bilingual

1. Jus Buah Wotel

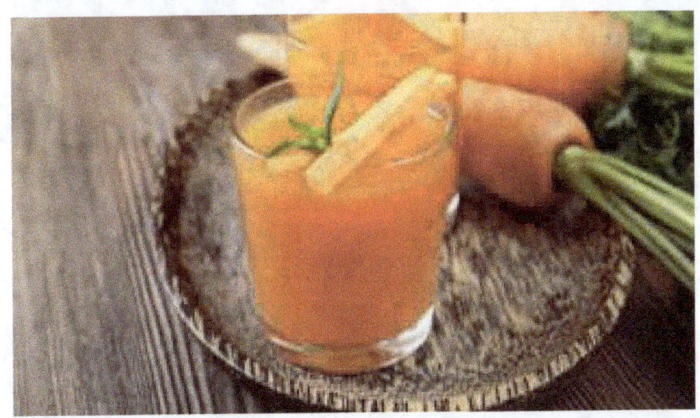

Minuman berupa jus wortel memiliki khasiat tinggi untuk mengatasi asam lambung. Di dalam jus wortel terdapat komponen alkali alami yang bisa menetralkan asam lambung berlebih. Selain itu, jus wortel untuk asam lambung mengandung banyak gizi yang bagus untuk membuat bagian tubuh lainnya lebih sehat, terutama mata. Minumlah jus wortel ini 2 kali sehari untuk memenuhi kebutuhan gizi harian.

Drinks in the form of carrot juice have high properties to overcome stomach acid. In carrot juice there are natural alkali components that can neutralize excessive stomach acid. In addition, carrot juice for gastric acid contains a lot of good nutrition to make other body parts healthier, especially eyes. Drink this carrot juice 2 times a day to meet the nutritional needs of daily.

Best Jus Buah Sayuran Herbal Alami Untuk Menghilangkan Penyakit Asam Lambung Kelas Berat (GERD) Versi Bilingual

2. Jus Buah Pepaya

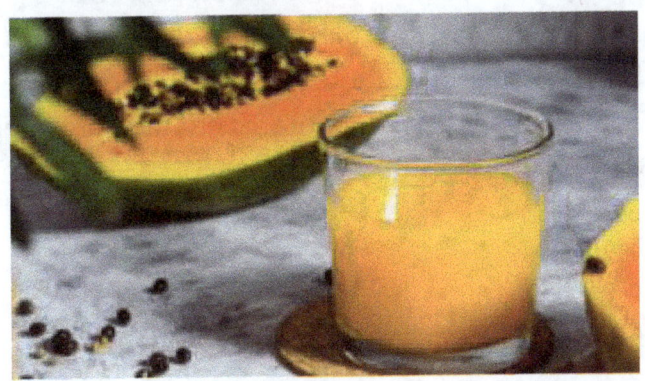

Selanjutnya, jus yang cocok untuk asam lambung adalah jus pepaya. Buah lonjong berwarna orange ini banyak mengandung vitamin yang baik untuk tubuh. Kaya akan kalium dan mineral, pepaya juga mengandung folat dan asam amino serta serat pangan yang cukup untuk tubuh.

Enzim pada pepaya bahkan berkhasiat membantu tubuh agar lebih mudah dalam mencerna makanan. Pepaya mengandung enzin papain yang dapat mengendalikan asam lambung. Untuk mendapatkan manfaatnya yang begitu luar biasa, kamu bisa membuatnya menjadi jus agar rasanya lebih nikmat. Jus ini bisa meredakan maag di mana lambung mengalami luka.

Furthermore, the juice that is suitable for stomach acid is papaya juice. This orange oval fruit contains a lot of vitamins that are good for the body. Rich in potassium and minerals, papaya also contains folate and amino acids and sufficient food fiber for the body. Enzymes on papaya even efficiously help the body easier to digest food. Papaya contains enzin papain which can control stomach acid. To get the benefits that is so extraordinary, you can make it a juice so it feels more delicious. This juice can relieve the ulcer where the stomach is injured.

Jannah Firdaus Mediapro

3. Jus Mentimun

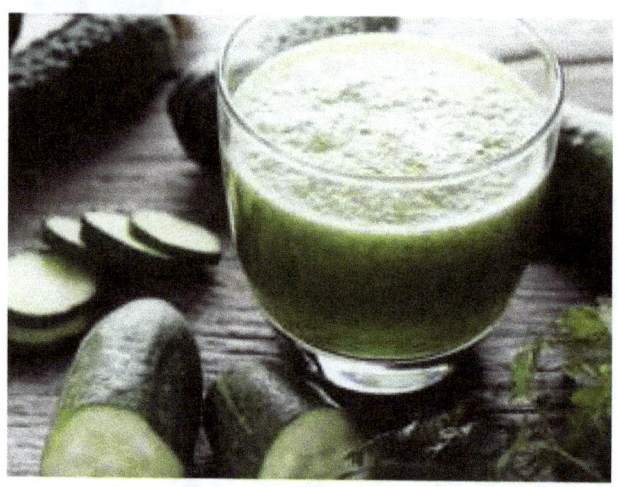

Salah satu jus sayur untuk asam lambung adalah mentimun, mengatasi asam lambung dengan mudah memang bisa dilakukan dengan mengonsumi obat-obatan secara rutin. Namun, bukankah justru membuat penderitanya akan bergantungan dengan obat? Maka dari itu, tak ada salahnya jika kamu memilih mengonsumi makanan dan minuman seperti jus yang baik untuk asam lambung yang lebih alami.

Mentimun memiliki lemak yang cukup rendah serta seratnya baik untuk pencernaan serta lambung. Mentimun juga bisa mengurangi rasa nyeri akibat kelebihan asam lambung. Oleh sebab itu, yuk segera buat jus mentimun untuk meredakan rasa sakit di lambungmu.

One vegetable juice for gastric acid is cucumber, overcoming stomach acid easily can indeed be done by consuming drugs regularly. However, don't it actually make the withdrawal be dependent on drugs? Therefore, it doesn't hurt if you choose to consume food and drinks like good juice for more natural stomach acid.

Cucumber has enough fat and the fiber is good for digestion and stomach. Cucumbers can also reduce pain due to excess gastric acid. Therefore, let's immediately make cucumber juice to relieve pain in your stomach.

Best Jus Buah Sayuran Herbal Alami Untuk Menghilangkan Penyakit Asam Lambung Kelas Berat (GERD) Versi Bilingual

4. Jus Buah Alpukat

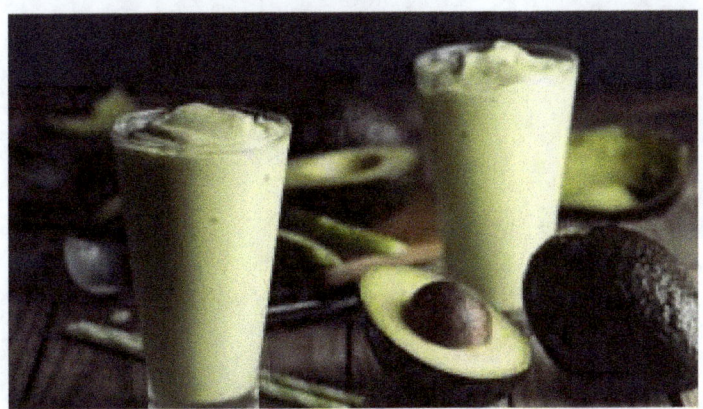

Siapa sih yang tidak suka dengan jus yang satu ini? Rasanya yang enak serta gizinya yang baik membuat jus alpukat banyak peminatnya. Kandungan vitamin A, B kompleks serta E yang ada dalam alpukat sangat bermanfaat untuk kesehatan lambung.

Who doesn't like this juice? It feels good and good nutrition makes avocado juice a lot of interest. Vitamin A, B complex and e contents in avocados are very useful for gastric health.

5. Jus Buah Apel

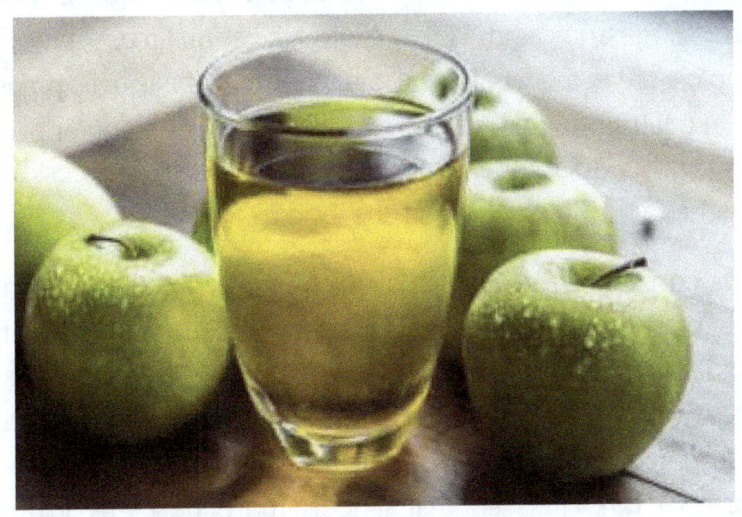

Sediakan selalu buah apel di rumahmu, ya. Karena dengan mengonsumsi buah ini secara rutin, ternyata bisa meredakan asam lambung, loh. Meski terkadang tak semua apel memiliki rasa yang manis, namun rasa asam dari buah apel bisa menetralkan asam dalam lambung. Selain itu, apel juga memiliki enzim khusus yang dapat mengendalikan produksi asam lambung berlebih di dalam tubuh.

Dengan mengonsumsi jus apel yang dingin secara langsung, dapat menenangkan rasa terbakar di dada dan perut akibat asam lambung juga mengatasi ketidaknyamanan di kerongkongan dalam mulut akibat asam lambung. Selain dikonsumsi secara langsung, kamu juga bisa mengonsumsinya dalam bentuk jugs dingin agar rasanya lebih nikmat di ternggorongan maupun di lambung.

Always provide apples in your house, huh. Because by consuming this fruit routinely, it turns out it can relieve gastric acid, loh. Although sometimes not all apples have a sweet taste, but the acid taste of apples can neutralize acid in the stomach. In addition, apples also have special enzymes that can control excessive gastric acid production in the body.

By consuming cold apple juice directly, it can calm the burning of the chest and stomach due to stomach acid also overcomes discomfort in the esophagus in the mouth due to stomach acid. In addition to being consumed directly, you can also consume it in the form of cold jugs so that it feels more delicious in the latter or in the stomach.

6. Jus Sayuran Bayam

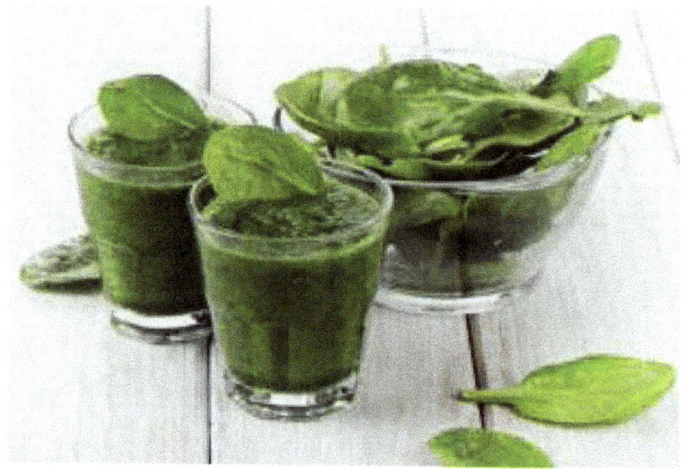

Jika penderita asam lambung harus menghindari beberapa jenis sayur karena mengandung gas. Namun, sebaliknya, sayur bayam harus banyak dikonsumsi bagi penderita asam lambung. Sebab, sayur bayam aman karena tidak mengandung gas, juga kaya akan sumber vitamin A dan K, mangan, magnesium, folat, serat, protein, kalsium dan sebagainya.

If stomach acid sufferers must avoid several types of vegetables because they contain gas. However, on the contrary, spinach must be consumed a lot for stomach acid sufferers. Because, spinach is safe because it does not contain gas, it is also rich in vitamin A and K sources, manganese, magnesium, folate, fiber, protein, calcium and so on. Here's how to make vegetable juice for stomach acid.

7. Jus Buah Pisang

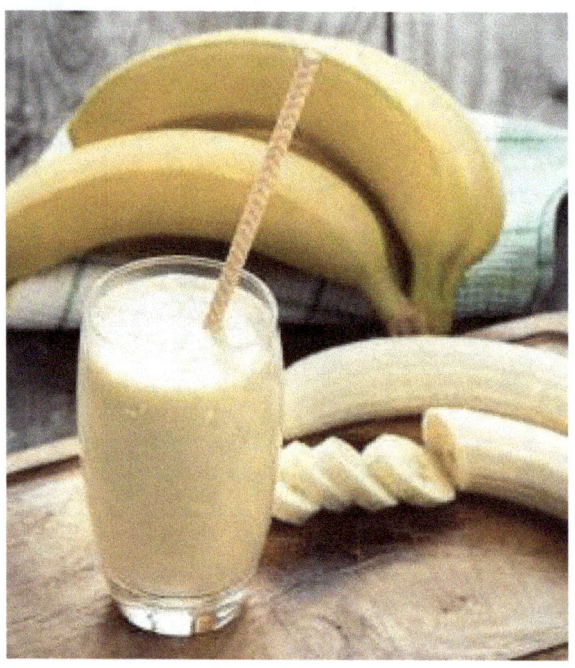

Buah yang satu ini mudah sekali untuk ditemukan, selain itu harganya pun sangat ramah di kantong. Jadi, tak ada alasan untuk tidak mengonsumsi buah kaya manfaat ini. Buah pisang yang manis bisa mencegah asam lambung naik bahkan bisa mengurangi produksi asam lambung.

Terdapat kandungan serat yang tinggi sehingga bisa membantu proses makanan melewati usus. Ketika kamu mulai merasakan gejala asam lambung, jangan ragu untuk mengonsumsi jus buah untuk asam lambung ini, ya. Setelah mengonsumi jus pisang, perutmu akan kembali nyaman hanya dalam waktu 30 menit.

This one fruit is easy to find, besides that the price is very friendly in the bag. So, there is no reason not to consume these benefits rich fruit. Sweet bananas can prevent gastric acid rising can even reduce gastric acid production.

There is a high fiber content so that it can help the food process through the intestine. When you begin to feel the symptoms of stomach acid, don't hesitate to consume fruit juice for this stomach acid, yes. After consuming banana juice, your stomach will return comfortably in just 30 minutes.

Best Jus Buah Sayuran Herbal Alami Untuk Menghilangkan Penyakit Asam Lambung Kelas Berat (GERD) Versi Bilingual

8. Jus Lidah Buaya

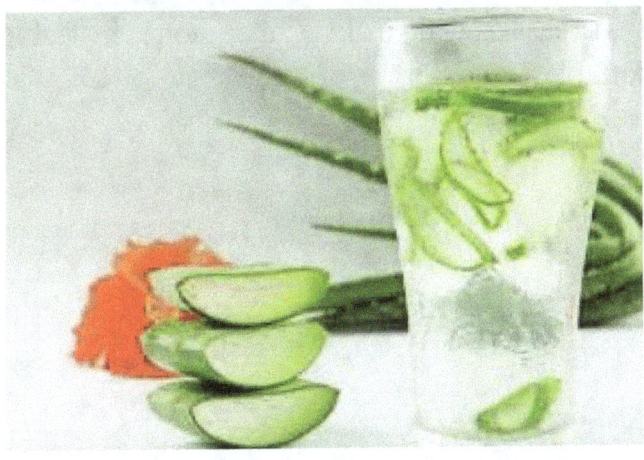

Tanaman yang mudah tumbuh ini memiliki banyak sekali manfaat. Selain dimanfaatkan untuk kecantikan dan kesehatan rambut, lidah buaya juga diyakini bisa meredakan gejala tak nyaman pada lambung.

Dalam lidah buaya, terdapat zat saponin yang bisa membuat penyembuhan peradangan lambung lebih cepat. Rutin mengonsumsi jus lidah buaya bisa menetralkan asam lambung. Selain itu juga mencegah asam lambung meningkat dan membuat perut terasa lebih nyaman.

These growing plants have a lot of benefits. In addition to being used for beauty and hair health, aloe vera is also believed to be able to relieve uncomfortable symptoms on the stomach. In aloe vera, there are saponin substances that can make healing gastric inflammation faster.

Routinely consumes aloe vera juice can neutralize stomach acid. In addition, it also prevents gastric acid from increasing and making the stomach feel more comfortable.

9. Jus Buah Melon

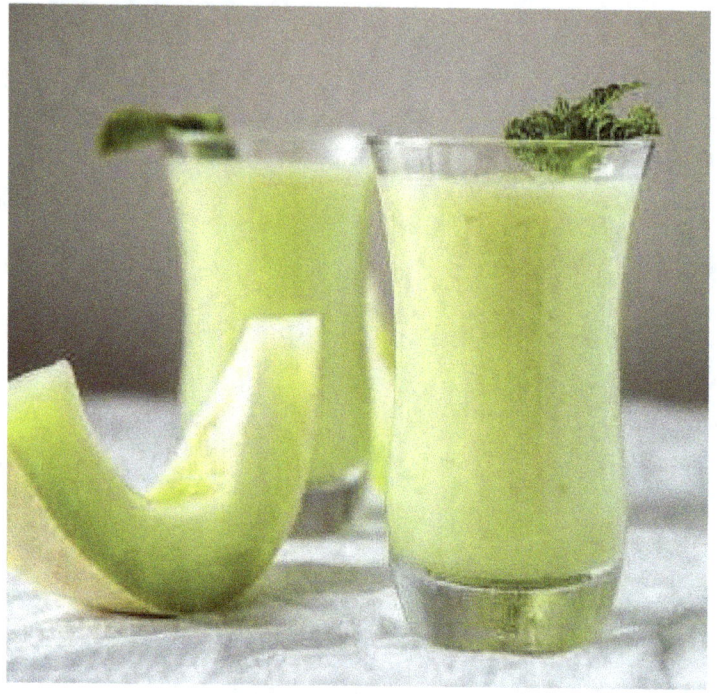

Buah melon memiliki kandungan basa yang cukup tinggi berkat mineral magnesium yang ada di dalamnya. Magnesium merupakan salah satu kandungan utama penyusun obat pereda gelaja maag.

Itulah mengapa buah yang satu ini aman dikonsumsi untuk para penderita asam lambung tinggi. Melon bisa dikonsumsi secara langsung, maupun diolah menjadi jus.

Melons have a fairly high base content thanks to magnesium minerals in it. Magnesium is one of the main wombs of the constituent of ulcer medication.

That's why this one fruit is safe for consumption for high stomach acid sufferers. Melons can be consumed directly, or processed into juice.

10. Teh Bunga Chamomile

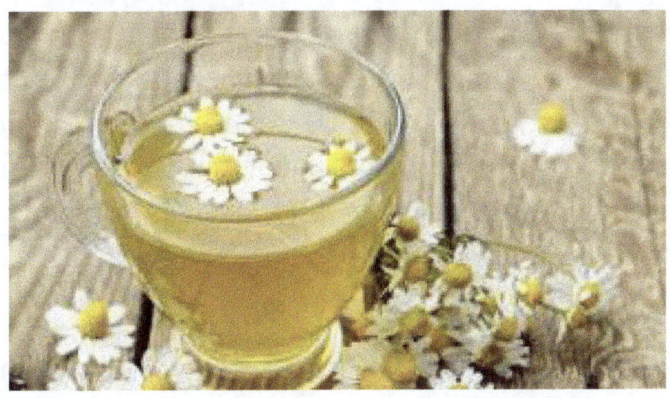

Bahan alami lainnya yang bisa Anda jadikan sebagai obat herbal untuk meredakan gejala GERD adalah chamomile. Tanaman berbunga ini ternyata sudah cukup lama digunakan sebagai obat tradisional untuk mengatasi sakit perut. Chamomile mengandung zat antiradang yang khasiatnya tidak jauh berbeda dengan obat pereda nyeri golongan NSAID seperti aspirin. Hal ini dilaporkan dalam sebuah studi terbitan jurnal Molecular Medicine Reports.

Studi tersebut menyebutkan bahwa chamomile dapat meredakan banyak gangguan pencernaan. Bahan herbal ini membantu mengatasi efek kenaikan asam lambung, menghambat pertumbuhan bakteri H. pylori, dan mengurangi kejang otot di perut. Semua manfaat ini menunjukkan bahwa chamomile dapat digunakan sebagai pilihan obat alami untuk meredakan gejala GERD. Anda bisa memperoleh khasiat chamomile dengan menyajikannya sebagai teh chamomile.

Other natural ingredients that you can make as herbal medicines to relieve GERD symptoms are chamomile. This flowering plant has been used enough as traditional medicine to overcome abdominal pain. Chamomile contains anti-influential substances that its efficacy is not much different from the NSAID pain reliever drug such as aspirin. It is reported in a study of the journal Molecular Medicine Reports.

The study said that Chamomile could relieve many digestive disorders. This herbal ingredient helps overcome the effects of hull acid increases, inhibits H. pylori bacterial growth, and reduces muscle spasms in the stomach. All of these benefits indicate that chamomile can be used as a natural drug choice to relieve GERD symptoms. You can get chamomile properties by presenting it as chamomile tea.

11. Teh Licorice Akar Manis

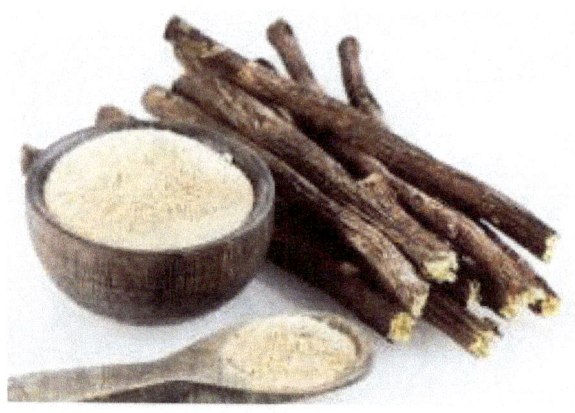

Mungkin belum banyak yang mengenal tanaman licorice. Tanaman ini sebenarnya memiliki nama lain di Indonesia, yaitu akar manis. Licorice dapat melindungi lapisan perut dan kerongkongan sehingga mencegah terjadinya iritasi oleh asam lambung. Licorice bekerja dengan meningkatkan produksi lendir pada sel kerongkongan.

Lendir yang terbentuk akan melindungi dinding kerongkongan dari iritasi akibat paparan asam lambung terus-menerus. Anda bisa menemukan tanaman akar manis dalam bentuk pil atau cairan yang dikenal sebagai DGL-licorice (Glycyrrhiza glabra). Kunyah atau minum ekstrak licorice ini 1 atau 2 jam sebelum makan.

Maybe there aren't many who know the licorice plants. This plant actually has other names in Indonesia, namely sweet roots. Licorice can protect the layer of stomach and esophagus so that it prevents irritation by stomach acid. Licorice works by increasing mucus production in esophageal cells.

The mucus formed will protect the esophagus wall from irritation due to exposure to constantly stomach acid. You can find sweet root plants in the form of pills or liquids known as DGL-Licorice (Glycyrrhiza Glabra). Chew or drink this licorice extract 1 or 2 hours before eating.

12. Jus Buah Pir

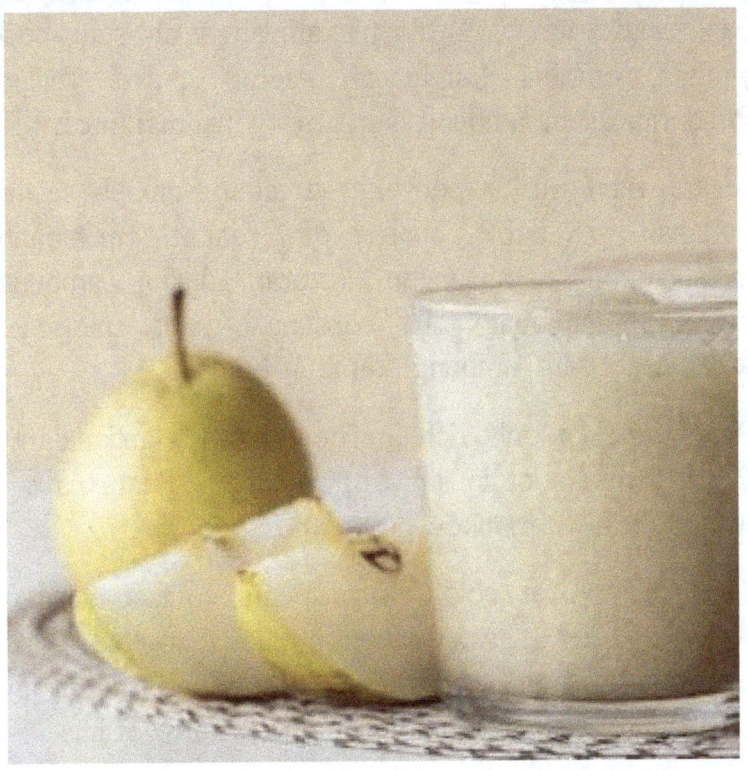

Buah pir tidak hanya kaya akan serat tapi juga antioksidan. Buah pir banyak tumbuh di daerah subtropis. Buah pir memiliki bentuk yang unik bak jambu monyet.

Warna buah pir kuning, daging buah pir berwarna putih mengandung banyak air dan terasa manis bila matang sempurna. Kebanyakan orang mengonsumsi buah pir secara langsung. Namun, tidak sedikit orang yang lebih suka mengonsumsi buah pir dalam bentuk jus.

Asal tahu saja, buah pir tidak hanya kaya akan air. Buah ini juga mengandung vitamin serta nutrisi yang baik untuk tubuh. Buah pir adalah salah satu buah yang memiliki kandungan serat paling tinggi. Penderita asam lambung yang mengonsumsi buah pir

secara rutin, maka penyakit itu akan sembuh secara perlahan. Sebab buah pir dapat membantu melancarkan pembuangan kotoran dalam lambung, mencegah lambung dari konstipasi, serta mencegah terjadinya asam lambung kambuh kembali.

Pears are not only rich in fiber but also antioxidants. Pears grow a lot in sub-tropical areas. Pears have a unique form of monkey guava tub.

The yellow pear color, white pears contain a lot of water and feels sweet when perfectly cooked. Most people consume pears directly. However, not a few people prefer to consume pears in the form of juice.

Just so you know, pears are not only rich in water. This fruit also contains vitamins and nutrients that are good for the body. Pears are one of the fruits that have the highest fiber content.

Patients with stomach acid that consume pears regularly, the disease will recover slowly. Because pears can help smooth the disposal of stomach stomach, prevent the stomach from the constipation, and prevent the occurrence of recurrence of stomach acid.

13. Jus Buah Semangka

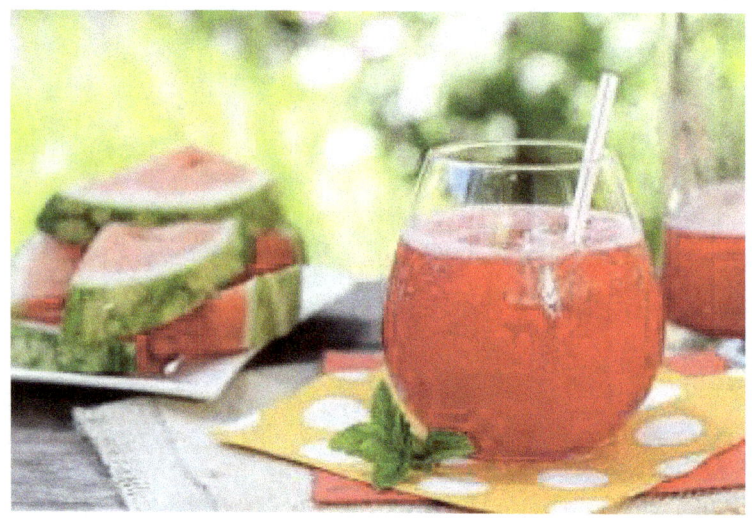

Semangka termasuk buah yang aman untuk penderita asam lambung. Buah ini dapat menetralkan asam di perut dan mengurangi gejala asam lambung karena kandungan airnya tinggi.

Selain itu, buah semangka juga kaya akan antioksidan, vitamin C, vitamin A, dan asam amino yang baik untuk pencernaan dan kesehatan secara keseluruhan.

Watermelon includes fruit that is safe for stomach acid sufferers. This fruit can neutralize acids in the stomach and reduce the symptoms of stomach acid due to high water content.

In addition, watermelon fruit is also rich in antioxidants, vitamin C, vitamin A, and amino acids that are good for digestion and overall health.

Best Jus Buah Sayuran Herbal Alami Untuk Menghilangkan Penyakit Asam Lambung Kelas Berat (GERD) Versi Bilingual

14. Jus Buah Kurma

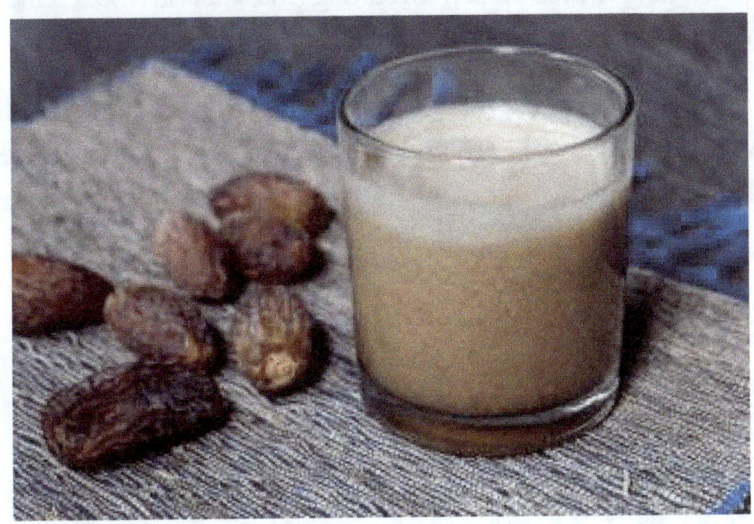

Di samping menjadi buah yang sering dikonsumsi Nabi Muhammad SAW, ternyata buah kurma memiliki berbagai manfaat di dalamnya yang dapat membantu kesehatan badan kita sewaktu puasa.

Tentunya manfaat yang paling utama ketika mengkonsumsi kurma ketika berbuka puasa di bulan Ramadhan ialah mendapatkan asupan karbohidrat yang cepat.

Namun, selain itu ternyata kurma juga dapat menyehatkan jantung dan pemubuluh darah serta mengurangi gejala asam lambung.

In addition to being a fruit that the Prophet Muhammad often consumed, it turned out that dates had various benefits in it which could help our body health while fasting.

Of course the most important benefit when consuming dates when breaking the fast in the month of Ramadhan is getting a rapid carbohydrate intake.

However, besides that it turns out that the dates can also nourish the heart and the pet of blood and reduce the symptoms of stomach acid.

15. Jus Buah Tin

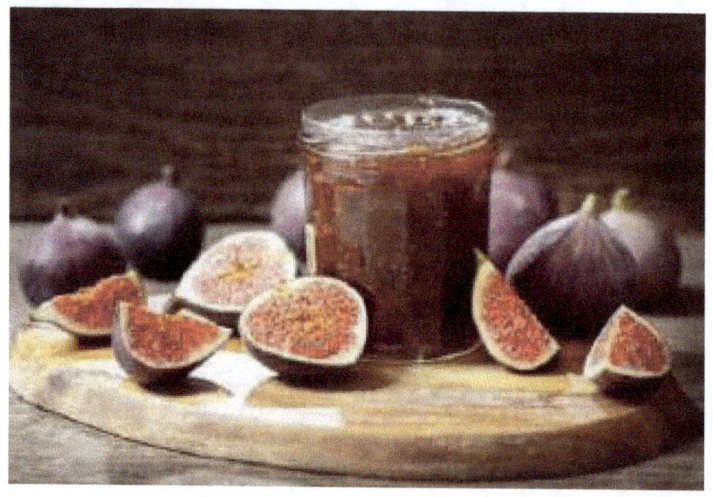

Buah Tin mengandung gula alami, mineral, kalium, kalsium dan zat besi. Kandungan seratnya membantu dalam pergerakan usus dan gangguan pencernaan serta meredam gejala asam lambung. Sembelit juga diketahui dapat dicegah dengan konsumsi buah tin secara teratur.

Tin fruit contains natural sugar, minerals, potassium, calcium and iron. The fiber content helps in intestinal movements and digestive disorders and dampens the symptoms of stomach acid. Constipation is also known to be prevented by consumption of tin fruit regularly.

16. Jus Buah Sawo

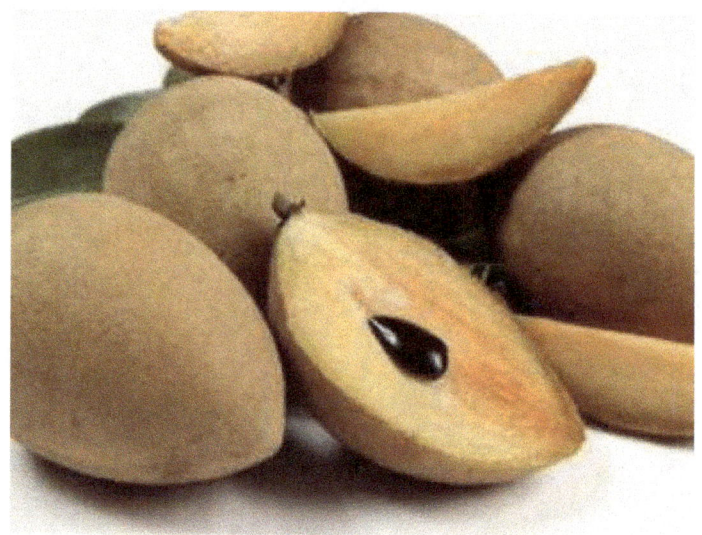

Tak hanya ampuh untuk mengatasi sembelit. Tapi kandungan buah sawo juga mampu melindungi organ pencernaan lain, seperti lambung dan usus.

Zat seperti tanin dan polifenol dalam sapodilla mampu menetralkan asam berlebih di lambung. Sementara itu, serat sawo juga dapat melindungi usus besar dari pengendapan racun.

Not only effective to overcome constipation. But the content of Sawo fruit is also able to protect other digestive organs, such as stomach and intestine.

Substances such as tannins and polyphenols in the sapodilla are able to neutralize excess acids in the stomach. Meanwhile, Sawo's fiber can also protect the large intestine from the poison deposition.

17. Daun Kelor

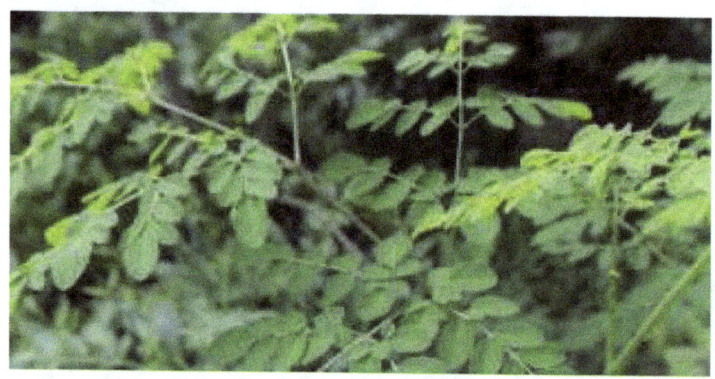

Ada istilah yang menyatakan "dunia tidak selebar daun kelor", tetapi tidak semua orang tahu manfaat tanaman tersebut untuk kesehatan. Daun yang berukuran kecil ini ternyata memiliki banyak manfaat untuk kesehatan tubuh dari menjaga tekanan darah tetap normal hingga mencegah kanker. Manfaat lainnya yang perlu diketahui adalah daun ini bermanfaat untuk mengatasi asam lambung.

Saat mengidap masalah asam lambung, kamu mungkin merasakan sensasi terbakar dan nyeri di dada dan perut, bersendawa atau refluks asam, kembung, hingga mual atau muntah. Faktanya, memang daun kelor umum digunakan sebagai obat untuk mengatasi gangguan saluran pencernaan, termasuk juga masalah asam lambung. Tanaman ini kaya akan kandungan tanin dan flavonoid, yaitu antioksidan nabati yang ampuh untuk menyembuhkan peradangan, iritasi, serta mengatasi masalah yang berhubungan dengan maag.

There is a term that states "the world is not as wide as Moringa leaves", but not everyone knows the benefits of this plant for health. This small leaf turns out to have many benefits for the health of the body from keeping blood pressure normal to preventing cancer. Another benefit that you need to know is that this leaf is useful for overcoming stomach acid.

When suffering from acid reflux, you may feel a burning sensation and pain in your chest and stomach, belching or acid reflux, bloating, to nausea or vomiting. In fact, Moringa leaves are commonly used as medicine to treat digestive tract disorders, including stomach acid problems. This plant is rich in tannins and flavonoids, which are plant-based antioxidants that are effective for curing inflammation, irritation, and dealing with problems associated with ulcers.

Best Jus Buah Sayuran Herbal Alami Untuk Menghilangkan Penyakit Asam Lambung Kelas Berat (GERD) Versi Bilingual

18. Daun Pandan

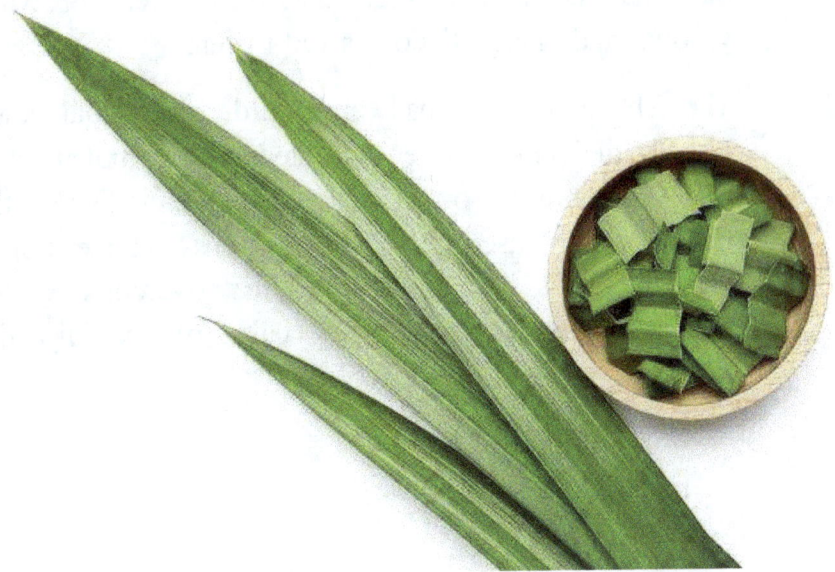

Selama ini kita hanya mengenal tanaman pandan hanya dari daunnya yang digunakan sebagai pewarna makanan alami. Pada umumnya pandan akan berbuah kalau pohonnya sudah cukup tua dan buahnya bertahap dari warna hijau, kuning kecokelatan, dan akhirnya menjadi merah matang.

Bentuk buah pandan bulat kecil dan keras. Biasanya nya pohon pandan ditanam sebagai pelengkap taman atau tumbuh di pinggir pinggir jalan. Selama ini kita hanya memanfaatkan daunnya, ternyata buahnya sangat bermanfaat sebagai obat herbal yang mengatasi gangguan lambung dan meningkatkan kesehatan sistem pencernaan.

During this time we only know pandanus plants only from the leaves used as natural food coloring. In general, the pandan will bear fruit if the tree is quite old and the fruit is gradually from green, brownish yellow, and finally becomes red mature.

The shape of a small and hard round pandanus. Usually the pandan tree is planted as a complement to the park or grow on the side of the road. During this time we only use the leaves, it turns out the fruit is very useful as herbal medicines that overcome gastric disorders and improve the health of the digestive system.

Best Jus Buah Sayuran Herbal Alami Untuk Menghilangkan Penyakit Asam Lambung Kelas Berat (GERD) Versi Bilingual

Referensi

Mills, S (ed.) 2009.Sternberg's Diagnostic Pathology. 5th Edition. ISBN 978-0-7817-7942-5

"Acid Reflux (GER & GERD) in Adults". National Institute of Diabetes and Digestive and Kidney Diseases (NIDDK). 5 November 2015.

Carroll, Will (14 October 2016). Gastroenterology & Nutrition: Prepare for the MRCPCH. Key Articles from the Paediatrics & Child Health journal. Elsevier Health Sciences.

Nardino RJ, Vender RJ, Herbert PN (November 2000). "Overuse of acid-suppressive therapy in hospitalized patients". American Journal of Gastroenterology.

Badillo R, Francis D (2014). "Diagnosis and treatment of gastroesophageal reflux disease". World Journal of Gastrointestinal Pharmacology and Therapeutics.

Author Bio

"And give good tidings to those who believe and do righteous deeds that they will have gardens [in Jannah Paradise] beneath which rivers flow.

Whenever they are provided with a provision of fruit therefrom, they will say, 'This is what we were provided with before.' And it is given to them in likeness.

And they will have therein purified spouses, and they will abide therein eternally."

(The Noble Quran 2:25)

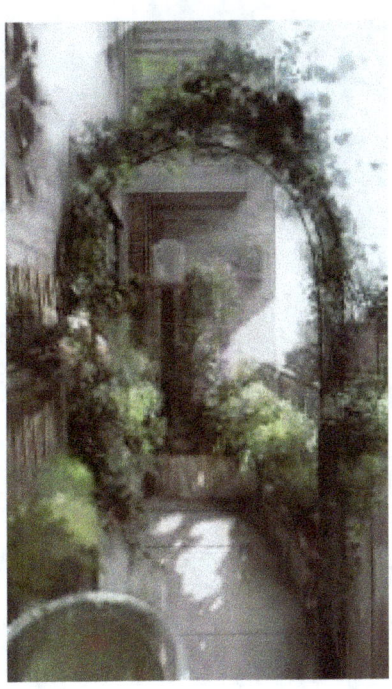

www.ingramcontent.com/pod-product-compliance
Lightning Source LLC
LaVergne TN
LVHW021337080526
838202LV00004B/205